BIBLIOTHÈQUE DES SCIENCES UTILES

HYGIÈNE
DE L'HOMME

NOTIONS

Rangées suivant l'ordre établi pour l'étude des
appareils et des fonctions de l'organisme

ONZIÈME ÉDITION

BORDEAUX

IMPRIMERIE NOUVELLE A. BELLIER

30, RUE ESGABIROL, 30

1874

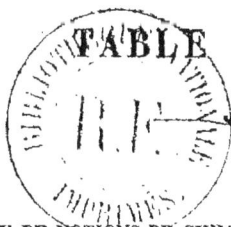

TABLE DES MATIÈRES

BIBLIOTHÈQUE DES SCIENCES UTILES.

HYGIÈNE

DE L'HOMME

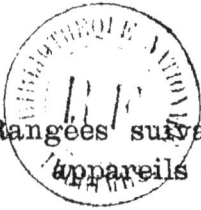

NOTIONS

Rangées suivant l'ordre établi pour l'étude des appareils et des fonctions de l'organisme.

ONZIÈME ÉDITION

BORDEAUX

IMPRIMERIE NOUVELLE A. BELLIER

18, Rue Cabirol, 18

—

1874

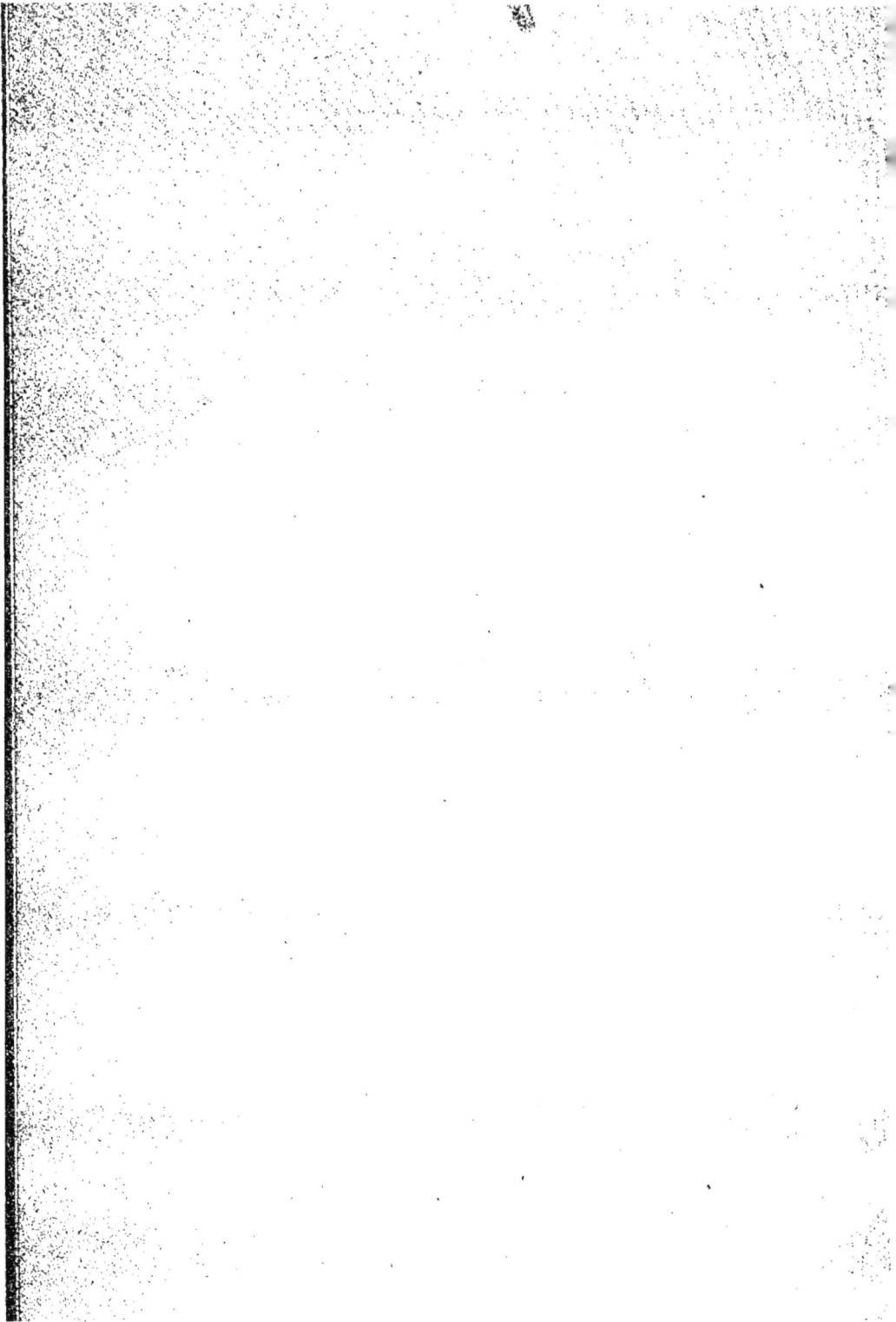

HYGIÈNE

PRINCIPES GÉNÉRAUX

La physiologie nous enseigne que des rapports étroits rendent, pour ainsi dire, solidaires les unes des autres, les différentes fonctions de nos divers organes. C'est qu'avant tout, les systèmes de la digestion, de la respiration, de la circulation, etc., concourent à la production d'un seul et même phénomène, la nutrition, c'est-à-dire la *vie*. — Toutefois, il ne faut pas croire que ces appareils conservent chez tous les individus une égale proportion dans l'accomplissement de leurs rôles. Il est des hommes qui portent une prédominance du système nerveux, d'autres chez lesquels domine l'appareil digestif, et ces modifications diverses créent ce qu'on nomme la constitution ou tempérament. — On admet quatre tempéraments principaux : *sanguin, nerveux, lymphatique,* et *bilieux.* Seulement, comme ces tempéraments n'existent pas à l'état absolu, leur combinaison fait naître autant de tempéraments qu'il y a de sujets.

Ces prédominances se concilient ordinairement avec la santé, c'est-à-dire avec le jeu régulier des organes ; mais elles créent cependant certaines dispositions qui donnent souvent prise aux maladies et qui, par conséquent, ont besoin d'être surveillées, puis contenues par les correcteurs de l'hygiène. Ainsi, l'homme sanguin, d'un caractère ordinairement généreux, passe facilement de la joie à la tristesse. Il est sujet aux maladies inflammatoires et doit joindre à de l'exercice l'observation d'un régime alimentaire sain et peu abondant. — L'individu nerveux est parfois pâle et maigre ; il se donne à l'exaltation des sens. Éviter ce qui peut augmenter les émotions, se bien nourrir, prendre de l'exercice : voilà ce qu'il lui faut. — Le lymphatique s'annonce par un embonpoint avancé, une démarche molle, les lèvres épaisses ; il est insouciant, paresseux même, et son intelligence se ressent de cet état. Assurément, il faut qu'il fasse appel à sa raison, qu'il excite à la fois ses muscles et son cerveau. Au repas, le vin et le café lui sont très utiles. — Enfin, le tempérament bilieux est caractérisé par un teint jaunâtre et des formes en saillie. Il est au moral très énergique et enclin à des passions violentes et tenaces. On prétend que les individus de ce tempérament sont tout bons ou tout mauvais ; on a même écrit que c'est parmi eux que se trouvent les despotes et les bienfaiteurs de l'humanité. L'hygiène prescrit à ce tempérament d'éviter les excès de table, de faire choix de boissons tempérantes (*limonades, orangeades*), de fuir la colère, et de s'efforcer d'avoir pour autrui tous les égards dont il a lui-même grand besoin.

On le voit, chaque tempérament a ses tendances ; mais le penchant à l'excès est le propre de tous. Cependant, des écarts de régime alimentaire, les vices tels que la colère, la jalousie, la haine, engendrent des maladies sérieuses. — On sait, en outre, que l'enfant apporte en naissant une certaine aptitude à être atteint des mêmes affections qui ont frappé sa mère, son père, ses ascendants. Au surplus, il existe bien d'autres causes pathologiques, telles que l'influence du froid, de l'humidité, de l'air chargé de miasmes, l'ingestion de mauvais aliments ou de boissons falsifiées.

Depuis longtemps, l'hygiène a signalé que les meilleures habitations sont celles qui se dressent au soleil et qui offrent des appartements spacieux. Un logement étroit, humide, mal éclairé, est malsain et même meurtrier.

Est-il utile de répéter, après bien des auteurs, que les vêtements doivent, en hiver, être amples et chauds ? L'ampleur des vêtements convient surtout aux jeunes filles. — Les étoffes de couleur foncée absorbent les rayons lumineux et conservent la chaleur ; en été, les étoffes blanches sont plus de saison, parce que le blanc a la propriété de repousser les rayons du soleil.

Dans les prescriptions hygiéniques qui précèdent, nous n'avons tenu compte ni de la misère, ni de l'état professionnel de l'individu. Il est pourtant vrai de dire qu'il est des professions incompatibles avec les conditions nécessaires à la conservation de la santé. Les travaux des champs, qui nécessitent au grand air des mouvements variés, sont favorables à l'accroissement des forces ; mais quels inconvénients n'entraînent pas les occupations sédentaires? Un chef de bureau, un homme de lettres, une institutrice, un tailleur, subissent l'action de causes morbifiques que ne connaît point le laboureur. Il y a des professions plus dangereuses encore : le doreur, le mineur, le fabricant de peintures et bien d'autres, sont journellement exposés aux plus graves affections, en respirant un air chargé de molécules nuisibles aux organes.

Avant de clore ce chapitre, nous devons dire quelques mots sur le temps de repos qui convient à l'homme. — La vie n'est qu'une alternative d'action et de repos : tous nos organes sont soumis à cette loi. Le cœur, par exemple, se repose après chaque battement ; l'appareil respiratoire, après chaque inspiration. Or, comme toutes les forces animales, la sensibilité s'épuise et a besoin d'être réparée : c'est le *sommeil* qui lui sert de repos. Un enfant peut dormir neuf heures ; le vieillard aussi ; huit heures de sommeil conviennent à la femme, mais sept suffisent à l'homme adulte. On dit assez communément que souper à six ou sept heures et se coucher à neuf ou dix, cela constitue une règle fort bonne à suivre. Nous sommes bien de cet avis.

DE LA DIGESTION

HYGIÈNE DE SES FONCTIONS. — LA FAIM ET LA SOIF.
RÉGIME ALIMENTAIRE.

A mesure que le mouvement nutritif se continue et que les pertes s'accroissent, d'abord apparaît l'appétit, puis la faim. La faim et la soif sont, en effet, l'expression d'un besoin général, que l'être animé doit satisfaire sous peine de troubles graves et de mort. La soif rend plus violents les effets de l'abstinence, et cela, en raison des pertes en liquides qu'éprouve l'économie.

Si la privation de nourriture est longtemps prolongée, le corps s'alimente aux dépens de ses propres tissus. C'est d'abord la graisse qui disparaît dans le torrent de la circulation, puis l'albumine des tissus. Dans cet état, l'amaigrissement des organes est effrayant ; l'intelligence est profondément altérée, et au bout d'un temps qui peut varier entre 8 et 15 jours, la mort saisit sa proie. Du reste, il est aujourd'hui démontré que l'homme qui arrive à perdre les 4 dixièmes de son poids meurt infailliblement.

L'ingestion et la digestion des aliments exigent certaines conditions dont il faut savoir tenir compte. Par exemple, un aliment mal broyé, pour cause de mauvaises dents (¹) ou de déglutition précipitée, un exercice violent après le repas, le travail intellectuel, une émotion profonde, entravent facilement la digestion. Les individus dont le sang est appauvri par le chagrin, la maladie ou la misère digèrent également fort mal : la sécrétion des sucs digestifs impliquant la richesse du sang.

Les estomacs fatigués provoquent assez bien la sécrétion du suc gastrique par l'usage de condiments, tels que le poivre, la moutarde, le safran. Le sel est indispensable à l'économie animale : il entre dans la composition des tissus, et on le rencontre en quantité considérable dans le sang.

La régularité dans l'heure des repas est chose importante ; mais il n'est guère bon de solliciter l'appétit par des moyens factices, et surtout par l'usage de liqueurs alcooliques. La marche au grand air est le meilleur stimulant de la faim. Deux repas pourraient suffire à l'homme sédentaire, tandis que le travailleur en prendra trois au moins.

Les grands mangeurs n'échappent guère aux excès de table : les affections du foie, des intestins, la gastrite, l'obésité, la goutte et la gravelle les atteignent d'autant qu'ils évitent de dépenser, par un exercice fréquent, les forces qu'ils accumulent inutilement.

Nous avons dit ailleurs, d'après M. Payen, que la moyenne des pertes quotidiennes d'un homme s'élevait à environ 20 grammes d'azote et 310 de carbone, et il paraît que 1 kilogr. de pain de froment et 300 grammes de viande désossée représentent assez bien la proportion d'azote et de carbone nécessaire. Mais on a fait remarquer, avec raison, que si tout le monde se nourrissait de froment et de viande désossée, la France, l'Italie, l'Espagne, l'Allemagne et tant d'autres pays (²) ne pourraient parvenir à s'alimenter. A cela, M. Payen répond qu'il est possible de remplacer le froment et la viande par des équivalents. et il donne alors ce tableau, malheureusement trop incomplet,

---

(1) La bouche et les dents doivent être l'objet de soins particuliers. Les sels dissous dans la salive après le repas se déposent souvent autour des dents, où ils constituent le tartre dentaire. Il est donc bon de se rincer la bouche en sortant de table et de se nettoyer les dents, chaque jour, avec de l'eau additionnée d'eau de Cologne ou d'eau dite de Botot.

(2) En France la population est depuis longtemps stationnaire ; mais en général les productions diminuent tous les ans. D'après M. G. Ville, le déficit annuel des denrées agricoles, pour la période de 1857 à 1860, serait de 224 millions. Quant à la part de viande qui peut revenir à un Français, elle est évaluée à 57 et 60 grammes par jour ; cependant d'autres calculs porteraient ce chiffre à 76 grammes.

ALIMENTS	AZOTE	CARBONE	GRAISSE	EAU	ALIMENTS	AZOTE	CARBONE	GRAISSE	EAU
Viande de bœuf désossée	8.0	11.0	2.0	78.0	Lentilles...............	3.8	43.0	2.6	11.5
Bœuf rôti..............	3.5	11.7	5.2	69·9	Pois secs ordinaires....	3.7	44.0	2.1	8.8
Foie de veau..........	3.1	15.7	6.6	72.3	Farine blanche........	1.7	38.5	1.8	14.0
Poumons de veau......	3.4	14.5	2.5	73.5	— de seigle........	1.8	41.0	2.3	15.0
Raie, sans arêtes	3.8	12.5	0.5	75.5	— de maïs........	1.7	44.0	8 8	12.0
Morue salée, sans arêtes.	5.1	16.0	0.4	47.0	— de riz...........	1.8	41.0	0.8	18.0
Harengs salés, —	3.1	23.0	12.7	49.0	Pain blanc de Paris ...	1.1	29.5	1.2	35.0
Harengs frais, —	1.8	21.0	10.1	70.0	Pain de munition......	1.2	30.0	1.5	35.0
Maquereau, —	3.7	19.0	6.7	68.2	— de farine de blé dur.	2.2	31.0	1.7	37.0
Sole, —	1.9	12.2	0.2	86.1	Carottes	0.3	5.5	0.2	88.0
Carpe, —	3.5	12.1	1.1	76.9	Champignons de couche.	0.7	4.5	0.4	91.0
Goujons, —	2.7	13.5	2.6	76.9	Châtaignes sèches......	1.1	48.0	6.0	10.0
Anguille, —	2.0	30 1	23.9	62.1	Pruneaux	0.7	28.0	—	26.0
Œufs (blanc et jaune)..	1.9	13.5	7.0	80.0	Noix fraîches	1.4	10.6	3.6	85.5
Lait de vache.........	0.6	8.0	3.7	88.5	Chocolat..............	1.5	58.0	26.0	8.0
Escargots cuits........	2.5	9.2	0.9	76.1	Lard..................	1.1	71.0	71.0	20.0
Fromage de Brie.......	2.9	35.0	23.7	45.2	Beurre................	0.6	83.0	82.0	14.0
— Gruyère	5.0	38.0	24.0	40.0	Huile d'olive..........	—	98.0	93.0	2.0
Fèves	4.5	42.0	2.5	15.0	Bière forte............	0.1	4.5	—	90.0
Haricots flageolets secs.	4.1	48.5	2.6	5.1	—	—	—	—	—

Dans ce tableau, la graisse varie de 2 à 20 pour cent.

Quelque grande que soit la difficulté de préciser la quantité exacte et le choix des aliments à prendre, il est certain que personne ne peut, sous peine du dépérissement de l'organisme, se nourrir exclusivement d'un aliment spécial, c'est-à-dire qu'un régime exclusif de matières azotées, par exemple, serait formellement insuffisant. — Il faut donc joindre à ces dernières matières des substances contenant une proportion voulue de carbone.

Ce n'est pas tout, nos tissus reçoivent aussi des sels minéraux, du phosphore, du fer, du calcaire : notre alimentation doit nécessairement les fournir.

Or, dans ce dédale d'observations encore problématiques de chiffres purement scientifiques, la pratique quotidienne s'égarerait souvent, et peu de gens sauraient promptement faire un choix des substances convenables à une alimentation saine et nutritive. Voilà pourquoi nous avons établi les indications suivantes, aussi intéressantes qu'utiles.

PROPRIÉTÉS NUTRITIVES DES PRINCIPALES SUBSTANCES ALIMENTAIRES

Aliments et Boissons.

Chair.	Les chairs du bœuf et de la vache sont les plus nourrissantes; puis viennent celles du mouton et du veau. Le porc, peu riche en matières azotées, est, à cause de sa graisse, d'une digestion difficile. Le poisson a peu de sang, il est pauvre en principes nutritifs; quant à la volaille, elle est d'une très bonne alimentation.
Œuf.	Le blanc de l'œuf contient environ 15 0/0 d'albumine, de l'eau et un peu de chlorure de sodium. Le jaune, 52 0/0 d'eau, 16 0 0 de mat. azotées, des corps gras et des sels. Le blanc pèse 36 gram., le jaune 18, la coquille 6. L'œuf est éminemment nutritif.
Lait, Beurres et Fromages.	Assez analogue au jaune d'œuf, il est très nourrissant. Le lait de vache, par exemple, contient, sur 100 parties, 86, 5 d'eau; 3, 2 de beurre: 4, 2 de caséine; 1, 2 d'albumine; 4, 2 de sucre: 0, 7 de sels. On voit que le beurre est extrait du lait; il facilite assez la digestion de certains aliments. Les fromages sont formés de la caséine du lait, subissent une préparation spéciale, et constituent un aliment très nourrissant.
Huiles et Graisses.	Employées comme aliments, elles produisent de la chaleur et de la force; mais leur abus fatigue l'estomac. Les sauces trop grasses sont généralement d'une digestion difficile.
Sucre.	Le sucre est utile à l'estomac, parce qu'il enrichit le suc gastrique d'un acide particulier. On sait qu'il entre dans la plupart des aliments. On dit qu'il engraisse; cependant on doit en user modérément.
Céréales.	Les blés contiennent tous les principes nutritifs. La mat. azotée y est représentée par le gluten; le principe amylacé, par l'amidon. On y trouve encore du soufre, du phosphore, etc., tous les éléments indispensables à nos tissus. Mais le pain, fait avec la farine de ces blés, ne peut devenir un aliment exclusif, car sa consommation serait trop considérable.

Aliments et Boissons.

Pommes de terre.	Aliment riche en matières amylacées, très pauvre en azote. Il faut donc l'associer à la viande. Sa composition offre: 21 0/0 fécule; 74 0/0 eau; 3 0/0 seulement de substances azotées, et quelques sels.
Graines légumineuses.	Les pois, les fèves, les haricots, les lentilles sont des plus nourrissants. Nul aliment végétal est plus complet. La composition des pois secs ne diffère guère de celle des haricots blancs secs, qui donnent: 27 0/0 de mat. azotées. 60 0/0 d'amidon, du sucre, des sels, des corps gras et de l'eau.
Fruits.	Il n'est pas sans inconvénient de consommer beaucoup de fruits; car si ces derniers contiennent certains principes nutritifs, tels que le sucre, la dextrine, des sels, ils produisent des acides fort nuisibles à la santé.
Café.	L'infusion des grains du caféier est d'une consommation utile et agréable; mais son action sur l'organisme est très mal connue. On sait cependant que le café excite l'imagination et rend plus vives les sensations. Il soutient même les forces. Toutefois, le café au lait est un mélange reconnu détestable.
Eau.	Elle est évidemment indispensable à l'économie, puisqu'elle constitue les 3/4 du poids du corps humain.
Vin.	Le vin est le jus fermenté du raisin. Il contient de l'eau, des sels, des principes colorants et aromatiques, du tannin, et de l'alcool dans la proportion de 7 à 24 0/0. Les vins mousseux contiennent du sucre et de l'acide carbonique.
Bière.	La bière est le produit de l'orge et du houblon fermentés. On sait que, bien préparée, elle nourrit et engraisse.
Alcool.	C'est assurément la boisson la plus pernicieuse. L'usage de l'alcool permet bien de faire économie d'aliments, puisqu'il pousse le corps à se nourrir de ses propres tissus; mais c'est cette raison même qui ruine, vieillit et tue l'homme. De plus, il affaiblit les facultés cérébrales. Son abus, en France, est déjà considérable; en Angleterre, il fait 50,000 victimes; 45,000 en Allemagne, et en Russie plus de 100,000. C'est désastreux!

Nous nous sommes longuement étendus sur ce chapitre de la digestion, et cependant il y aurait beaucoup à dire encore. Terminons, toutefois, en disant que, d'après quelques physiologistes, les aliments azotés (fibrine, albumine, etc.) serviraient à la formation des tissus, d'où le nom d'aliments *plastiques* qu'on leur a donné; les aliments non azotés (graisse, fécule, sucre, etc.), en se combinant avec l'oxygène respiré, formeraient les aliments de *combustion*, destinés à entretenir la chaleur et les forces de l'animal. Il est cependant bon de faire remarquer aussi que cette distinction n'est peut-être pas très justement établie, puisque certains aliments plastiques concourent à la production de la chaleur, et que, parmi les aliments de combustion, la graisse, notamment, entre dans la composition de divers tissus.

HYGIÈNE DE LA CIRCULATION

Les travaux prolongés, les efforts, les passions vives, les variations brusques de température, les boissons spiritueuses, une quantité insuffisante ou trop abondante de sang, une vie trop sédentaire, entravent évidemment les fonctions du cœur et des vaisseaux sanguins, congestionnent le cerveau, le foie, font naître enfin des maladies inflammatoires dont on ne se rend pas toujours maître.

L'insuffisance de sang (*anémie*) trouve son salut dans un régime alimentaire très nourrissant; l'air pur de la campagne, le repos, des distractions sont ici nécessaires.

L'abondance excessive est combattue par l'établissement d'un régime propre à mettre les recettes du sang au-dessous de ses dépenses : sobriété, aliments végétaux, boissons tempérantes, exercice fréquent sont indispensables.

HYGIÈNE DE LA RESPIRATION

L'action de la respiration sur le sang est connue : c'est l'oxygène qui vivifie ce dernier et le rend propre à la réparation des tissus.

Il y a donc danger à vivre dans une atmosphère viciée. Les miasmes, l'acide carbonique, dont se charge l'air, sont nuisibles à la santé. — On évalue, avons-nous dit, à 8 mètres cubes l'air que l'homme fait passer dans ses poumons. La privation d'air pur produit l'asphyxie, à laquelle ce dernier ne résiste pas plus de 4 minutes.

L'air contenu dans un appartement a nécessairement besoin d'être renouvelé aussi souvent que l'exige sa dimension. On prétend qu'il faut, pour les écoles, 30 m. cubes d'air par heure et par individu; 60 m. cubes pour les casernes, 80 pour les hôpitaux. Un individu isolé pourra se contenter de 20 à 22 m. cubes par heure.

Nous voyons, d'après ces chiffres, quelles sont les dimensions qu'il est nécessaire de donner aux bâtiments, pour le régime desquels il a été fait d'ailleurs des lois malheureusement trop méconnues.

Il n'est pas besoin de dire que la combustion du bois, des charbons, de la bougie, de l'huile, etc., dans une pièce où l'air est peu souvent renouvelé, contribue à vicier l'atmosphère. La combustion d'un kilogr. de bois exige environ 3 m. cubes d'air ; autant de houille en exige 9 ; une chandelle de suif absorbe le tiers de l'oxygène contenu dans 340 litres d'air ; une bougie, celui contenu dans 345 litres.

Les affections pulmonaires sont dues très souvent à l'influence des variations brusques de la température. Ayons donc soin de nous bien couvrir lorsqu'il fait un temps humide ou froid. — Les mêmes causes, toujours funestes, produisent aussi les affections de l'organe de la voix, et c'est pourquoi tous les médecins s'accordent à prescrire, avec raison, l'usage des cravates et des collets montés.

HYGIÈNE DE L'ABSORPTION
DES SÉCRÉTIONS ET DES EXCRÉTIONS

Il va de soi que les prescriptions hygiéniques, propres aux fonctions de la digestion, de la respiration, etc., touchent de près celles qui concernent l'absorption et les sécrétions.

A l'égard de ces dernières fonctions, nous devons dire qu'un sang riche en éléments nutritifs produit d'abondantes sécrétions qui ne laissent rien à désirer sur la qualité.

L'absorption et l'exhalation par la peau sont, on le sait, deux fonctions très importantes; mais l'absorption de l'air humide est malsaine. La transpiration insensible est considérable ; elle égale la quantité de résidus exhalés par les poumons. Sa suppression brusque peut donner lieu aux bronchites, aux angines, à la grippe, aux rhumatismes, etc. On la rétablit par de l'exercice, des frictions, des boissons sudorifiques (tisanes de fleurs de sureau, bourrache, etc.) ; mais pour la conserver il est utile d'entretenir la peau dans un état permanent de propreté, par l'usage des bains (1) et des frictions. Enfin, les ablutions quotidiennes sont toujours indispensables.

(1) Les bains froids, de 15 à 24 degrés, sont toniques et salutaires aux jeunes gens des deux sexes, pendant la belle saison. Les bains tièdes sont utiles dans tous les temps ; mais les chauds, qui dépassent 35 degrés, doivent être proscrits par le médecin.— On ne peut entrer dans l'eau que si le corps n'est pas en sueur, et seulement quatre ou cinq heures après le repas.

Rappelons, en terminant ce chapitre, que les besoins de garde-robe doivent être ponctuellement satisfaits : l'irrégularité dans l'élimination des résidus alimentaires, peut altérer la santé et a, du reste, une influence déplorable sur les actions cérébrales. Ce n'est certainement pas sans raison que Voltaire donna jadis ce conseil : « Quand vous avez, le matin, une grâce à demander à » un ministre ou à un premier commis de ministre, informez-» vous adroitement s'il a le ventre libre. »

HYGIÈNE DES MOUVEMENTS

L'appareil musculaire acquiert un grand développement lors-qu'il est exercé dans de certaines limites ; mais l'inaction, la mollesse condamnent nos muscles à une débilité effrayante. La source des forces de nos organes réside tout entière dans le régime alimentaire : l'individu en proie à la misère s'éteint lentement, faute de nourriture suffisante, et l'on peut constater que la somme de son travail diminue chaque jour.

De plus, la science a largement démontré que l'homme em-ployé à de rudes labeurs a besoin de se nourrir de chair, et des chefs d'industries ont eu l'occasion de remarquer bien souvent que la somme de travail effectuée par l'ouvrier nourri de viande est de beaucoup supérieure à celle de l'ouvrier qui ne se nourrit que de végétaux.

Les personnes employées à des occupations sédentaires ont besoin de beaucoup d'exercice : environ deux, trois, quatre heures de marche par jour. Elles pourront aussi bien consacrer leurs loisirs aux exercices gymnastiques, si éminemment propres à développer les forces musculaires, et dont l'usage devrait se généraliser. Toutefois, d'accord en cela avec le Dr Cruveilher, nous ne pensons pas que la gymnastique soit applicable à l'édu-cation de la jeune fille : l'exercice fréquent de la marche nous paraît plus convenable aux attributs de son sexe.

HYGIÈNE DES SENS
ET DES ACTIONS CÉRÉBRALES

Les idées ont pour origine les diverses impressions que les sens transmettent au cerveau, cet agent matériel de l'*âme* ; et les facultés de cette dernière (mémoire, jugement, raison) ne prennent de développement qu'autant que nos sens sont plus fréquemment exercés.

Il faut cependant remarquer que l'exaltation des sens, ainsi que la suractivité du cerveau ont pour conséquence des troubles sérieux, quelquefois même l'*aliénation mentale*. « Cet artiste

» inspiré, ce littérateur plein de verve, ce savant aux projets
» hardis, s'écrie le D' Delasiauve dans un travail très intéres-
» sant, sont touchés déjà par la fatale atteinte d'un mal qui les
» tuera dans moins de deux ans ; cette activité intellectuelle,
» admirée par tous, est déjà de l'excitation cérébrale ; les acci-
» dents congestifs sont prochains,..... et au lieu de l'homme
» soucieux de l'avenir, il n'y aura plus qu'un insensé..... »

La supériorité des sens reste sans fruit si les facultés innées
de l'intelligence font défaut ; mais celles-ci étant supposées, il
est certain qu'un sens imparfait ne peut transmettre au cerveau
qu'une impression vague ou imparfaite. Par exemple, l'individu
atteint d'une affection de la muqueuse olfactive ne pourra jamais raisonner sur l'intensité des odeurs.

Mais il n'est pas facile de remédier à l'imperfection des sens ;
aussi, comme l'hygiène peut indiquer quelques précautions pour
la conservation de ces précieux organes, nous les donnons en
peu de mots :

De la Vue. — Une lumière trop vive, la fumée du tabac, la poussière, une
lecture prolongée, les courants d'air, fatiguent la vue ou causent des inflamma-
tions ophthalmiques.

De l'Ouïe. — Le sens de l'ouïe est souvent affecté par les brusques alterna-
tives de chaud et de froid. Les verriers, les boulangers, sont fréquemment atteints
de surdité passagère. Les fortes détonations produisent le même phénomène,
et beaucoup de canonniers et de sonneurs de cloches ne peuvent recouvrer l'ouïe.
Les nageurs ont soin de se mettre dans les oreilles du coton imbibé d'huile.

De l'Odorat. — L'ennemi juré de ce sens est à coup sûr le tabac. Le froid
à la tête et aux pieds est la cause la plus commune du coryza (rhume de cerveau), qui abolit temporairement les fonctions de l'odorat.

Du Goût. — L'usage du tabac et des boissons alcooliques altère le sens
du goût, qui, du reste, ne se développe guère que chez l'homme adulte.

Du Toucher. — Lorsque, par suite de maladies internes ou d'affections
cutanées, le sens du toucher vient à s'émousser, on peut en raviver la sensibilité
par des ablutions fréquentes, des frictions sèches et des bains.

Il appartient aussi à l'hygiène de flétrir les mauvaises habi-
tudes, ainsi que les passions violentes, qui nous rendent aussi
insupportables à notre entourage qu'à nous-mêmes, et d'exciter
en nous des sentiments conformes aux nécessités de l'âme et
du corps. L'amour du beau et du bien doit être notre unique
passion.

Hélas ! nous avons vu ce que peuvent avoir d'influence sur
la santé l'orgueil, la haine, la colère, la jalousie, et nous ne
dirons jamais assez hautement que ces dispositions — qui ont le

pouvoir de s'élever jusqu'à la violence de la passion — empoisonnent à la fois l'intelligence et le cœur. L'homme en proie à la torture de l'âme l'ambition de l'envie et de tous les sentiments que nous venons de rappeler, traîne après lui une existence pleine d'amertume et de dégoût : il ne vit pas !.... Mais après cela, que nous restera-t-il d'énergie pour flétrir justement tous ces autres vices vulgaires, ignobles, qu'engendre l'*intempérance*, cette mère cruelle qui n'enfanta jamais tant d'appétits sensuels que pour ramener l'homme au niveau de la bête !

L'homme est évidemment fait pour vivre en société, et il s'ensuit qu'il doit savoir acquérir une éducation non-seulement en rapport avec la position sociale qu'il doit occuper, mais encore avec l'esprit, les mœurs, le caractère de son temps. Ce temps, il doit le rendre digne de l'histoire et des siècles futurs..... En effet, pendant son court passage sur cette terre, tout homme doit concourir à préparer, en faveur des générations qui suivront la sienne, les éléments propres à constituer, pour ainsi dire, le bonheur de l'humanité.

Bordeaux. — Imprimerie Nouvelle A. BELLIER, rue Cabirol, 16.

41

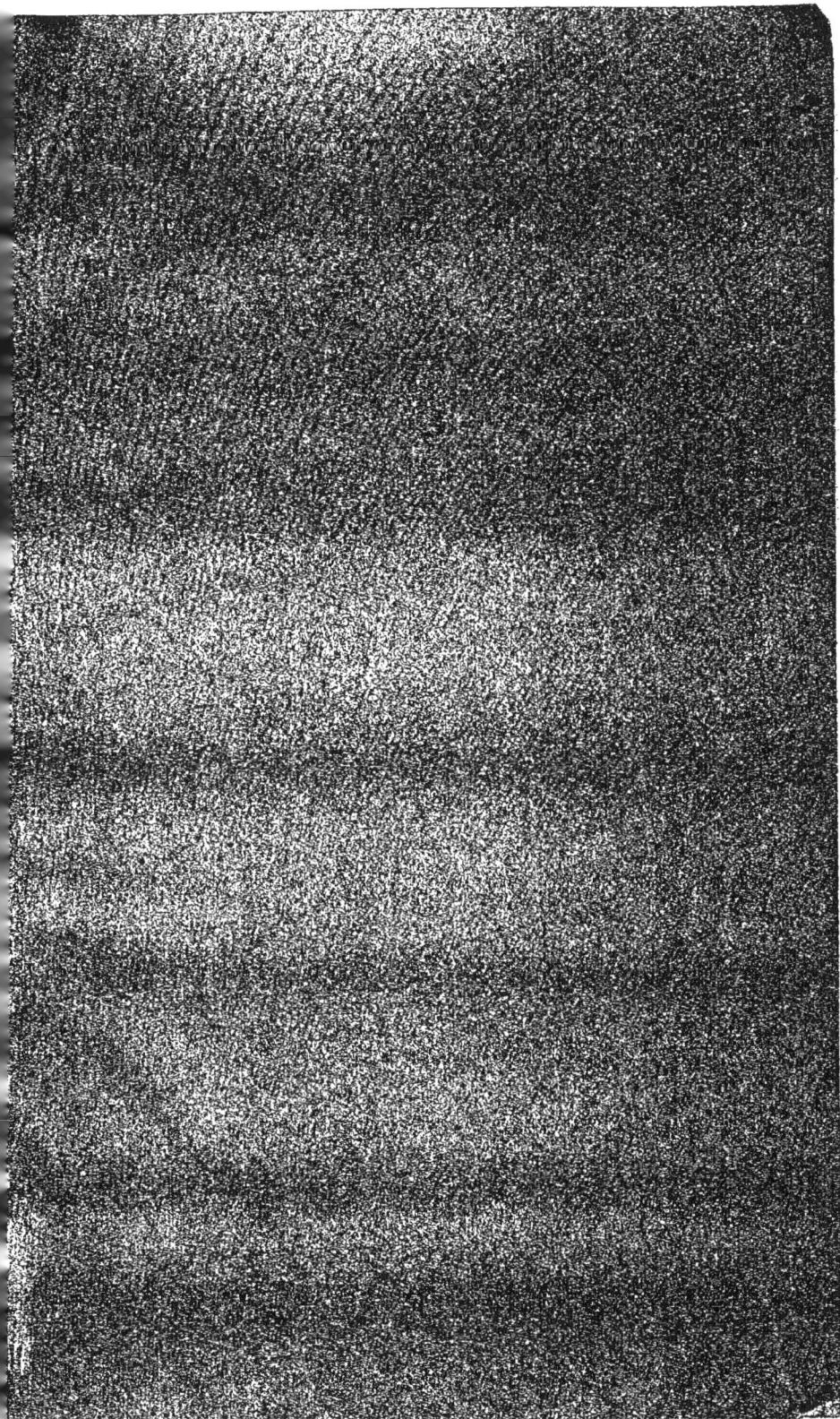

www.ingramcontent.com/pod-product-compliance
Lightning Source LLC
Chambersburg PA
CBHW072022290326
41934CB00011BA/2780